Die Rhythmischen Einreibungen
nach Wegman/Hauschka

Hermann Glaser

Die Rhythmischen Einreibungen nach Wegman/Hauschka

menschengemäße Berührung pflegen

GESUNDHEITSPFLEGE initiativ

Die Deutsche Bibliothek – CIP Einheitsaufnahme
Glaser, Hermann:
Die Rhythmischen Einreibungen nach Wegman/Hauschka:
menschengemäße Berührung pflegen/Hermann Glaser. – Esslingen:
Gesundheitspflege initiativ, 1999
(Reihe Krankheit–Gesundheit; Bd. 5)
ISBN 3-932 161-28-9

Reihe KRANKHEIT GESUNDHEIT Band 5

ISBN 3-932 161-28-9

Buchlayout: Martin Kallenbach, D-73529 Schwäbisch Gmünd

Herstellung: Gaiser Zentrum für Druck und Digitale Dienste
Im Spagen 5 · D-73527 Schwäbisch Gmünd

Inhalt

1. Einleitung

Sie haben die Rhythmischen Einreibungen als Patient erlebt, haben selbst schon einen Kurs besucht oder Sie interessieren sich für die Besonderheiten der anthroposophisch erweiterten Krankenpflege.

Sie greifen zu diesem Buch, weil sie etwas über die Hintergründe erfahren oder sehen möchten, wie eine Bein-, Rücken-, Brust-, Bauch- oder Armeinreibung aussieht und wie man Schritt für Schritt dabei vorgeht.

Dies ist jedoch kein Praxis-Lehrbuch. Ganz bewußt werden keine konkreten Einreibungsabläufe beschrieben. Solche Darstellungen müssen, um hilfreich zu sein, selbst erarbeitet werden und in einem direkten Praxisbezug stehen; sonst bleiben sie graue, schwer umsetzbare Theorie.

Was Sie hier entdecken können, sind Gedanken über die Gestaltung einer lebendigen, ansprechenden Berührung.

Wie fassen Sie Ihr Auto an, wenn Sie es auf Hochglanz polieren wollen, wie einen Menschen, dem Sie Wärme und Zuwendung vermitteln möchten?

Mit dieser Frage treten wir ein in ein Reich von Qualitäten, die zum Zentralen der Rhythmischen Einreibungen gehören.

Es geht bei diesen Rhythmischen Einreibungen um eine echte menschliche Berührung, um einen wesensgemäßen Umgang mit Substanzen und vor allem darum, sich mit Herz und Verständnis der Welt des Rhythmus zu widmen, um die Hände in dessen Dienst zu stellen.

Auch wenn sich der Rhythmus-Begriff Platons – die »Ordnung in der Bewegung« – offensichtlich in dieser Pflegehandlung ausspricht, wird man schnell bemerken, daß die Regeln nicht Büchern zu entnehmen sind – auch nicht diesem! Sie müssen entwickelt und erworben werden in einem sicherlich ganz individuellen Lernprozeß.

Freude an der helfenden Begegnung, Interesse an einer respektvollen Handreichung, Vertrauen in die geistigen Gesetze, die die sinnlich wahrnehmbare Welt im Verborgenen erfüllen - dies alles sind Voraussetzungen, um den Übungsweg anzutreten.

Jeder Schritt zählt und bringt weiter. So ist auch diese Darstellung ein Versuch, das Bild einer *Kunst der pflegenden Berührung* zu entwerfen. (1)

Die Ausführungen sind vor allem für jene Menschen gedacht, die schon die Rhythmischen Einreibungen in Kursen kennengelernt haben. Sie sollen bereits Vermitteltes wieder in Erinnerung rufen, manches Bekannte vertiefen und den Horizont ein wenig erweitern. Dafür wäre über diesen Rahmen hinaus sicher noch vieles möglich.

Schon am Anfang soll daher jeder einzelne ermutigt werden, die notwendigen Grundlagen und Fähigkeiten weiter zu entwickeln.

2. Der Rhythmus in der Natur

In Lebensfluten, im Tatensturm
Wall ich auf und ab,
Webe hin und her!
Geburt und Grab,
Ein ewiges Meer,
Ein wechselnd Weben,
Ein glühend Leben,
So schaff ich am sausenden Webstuhl der Zeit
Und wirke der Gottheit lebendiges Kleid.

J.W. Goethe in »Faust« I

Die ganze Welt des Lebendigen wird in Bewegung gehalten durch rhythmische Kräfte. Der Rhythmus offenbart sich als Bewegung in der Zeit und prägt sich ein in zur-Ruhe-kommender Stofflichkeit.

Träger der rhythmischen Gestaltungskräfte sind Luft und Wasser, wobei dem Wässrigen mehr der Charakter des stetig Strömenden, der Luft ein mehr impulshaftes, Wandlung auslösendes Wesen zueigen ist. (Auf die Forschungen von Theodor Schwenk sei hier hingewiesen. > Literatur im Anhang)

Wind, der über einen ruhig liegenden See hineilt, kräuselt die Oberfläche, läßt kleine Wellen entstehen. Jeder Bach, jeder frei fließende Strom schlängelt sich durch die Landschaft, läuft in Windungen fort und bildet einen Mäander.

Im Reich der Mineralien ist das harmonisch fließende Schwingen in zauberhafte Formen geronnen. Denken wir beispielsweise an einen Achat, Malachit oder ähnliches, aber auch an die Schutzgehäuse von Muscheln und Schnecken. Was diese Tiere an rhythmischer Gestaltkraft ihrem flüssigen Lebensmedium verdanken, erhält hierin einen bleibenden Ausdruck.

Betrachten wir die Fortbewegung der Tiere, so erleben wir im Vogelflug, beim Schwimmen der Fische oder Schleichen einer Katze die vollendeten Darstellungen rhythmischer Beweglichkeit.

Im Pflanzenreich vollziehen sich äußerlich wahrnehmbare Bewegungen sehr viel langsamer. Noch deutlicher als bei den Tieren erscheinen diese verbunden mit ihrer kosmischen Hülle. Wie der Blütenkopf der Sonnenblume sich dem Lauf ihres Himmels-Paten zuwendet und mitwandert, wie sich die Ringelblumenblüten bei Sonnenschein öffnen und bei Regen schließen – dies sind nur wenige Beispiele aus der unüberschaubaren Fülle lichtgetragener Rhythmen in der Natur.

Die Entwicklungskraft des Rhythmischen erscheint in der Metamorphose der Blätter vom Grundblatt hinauf bis zum Blütenblatt und den Staubblättern.

Der Rhythmus verbindet hier die räumliche Gliederung der Pflanzengestalt mit dem zeitlichen Fluß des Jahreslaufs.

Der gleiche Strom des Lebens,
Der Nacht wie Tag durch meine Adern rinnt,
Durchströmt die Welt und tanzt in
großen Rhythmen weiter.

Es ist das gleiche Leben, das voll Freude
Aus Staub der Erde sprießt in Gräsern
ohne Zahl,
In wilden Wogen von Blättern
und von Blumen sich ergießt.

Es ist das gleiche Leben,
das sich wiegt in Weltmeerwiege
Von Geburt und Tod, in Flut und Ebbe.

Ich fühle meine Glieder schwellen,
Wenn diese Welt von Leben sie berührt.
Mein Stolz ist dieser Herzschlag der Äonen,
Der jetzt in meinem Blute pulst.

Rabindranath Tagore in »Gitanjali«

Betrachten wir nun einzelne rhythmische Prozesse in den verschiedenen Naturreichen:

2.1 die Bewegung der Wellen am Strand
2.2 die Entwicklung einer einjährigen Pflanze
2.3 den Gang der Tiere
2.4 den Wechsel von Wachen und Schlafen beim Menschen.

2.1 Wiederholung

Wir sitzen am Meer, lauschen dem Säuseln der Wellen. Eine nach der anderen entsteht aus der Unendlichkeit des Ozeans, tritt in Erscheinung. Sie bewegen sich ruhig verlaufend, wie tastend an den Strand – bis zu einem Moment der Umkehr. Der mitgebrachte Impuls reicht nicht mehr weiter als bis zu dieser Stelle. Ohne im Fluß zu stocken wendet sich die Welle wieder ihrem Urquell zu, der unermeßlichen Weite des Meeres, ja erscheint geradezu von dieser mächtig angezogen. Sie löst ihre Gestalt in der Fülle des Ozeans auf. Doch nach einer kurzen Pause entläßt das Meer eine neue Woge - und wieder eine, und so geht es ewig fort.

2.2 Verwandlung

Eine ähnliche Bewegung – heraus aus dem verhüllenden Erdreich, hinein in die zur augenscheinlichen Sichtbarkeit rufende Sonnensphäre – vollzieht jede Pflanze, die ihre Entwicklung dem Lauf der Jahreszeiten einfügt.

Das Samenkorn, in der Erde verborgen, erspürt den richtigen Moment, sich zum Keimling zu wandeln. Die Wärme lockt die im Kleinsten schon vorgebildeten Strukturen nach draußen. Es gliedern sich Wurzeln, Stengel und Blätter voneinander. Das saftige Grün dringt an die Oberfläche, wächst und breitet sich aus. Die werdende Pflanze genießt die Liebe der Welt – Sonnenlicht und -wärme, das Summen und Schwirren der Insekten, die Lebendigkeit des Wassers in Erde und Regen. Sie dankt dafür mit einem täglich neuen Kleid. Blatt für Blatt wird umgestaltet; jedes ähnelt seinem Vorgänger, doch keines ist dem andern gleich. Das Laubblatt wandelt sich zum Kelch- und Blütenblatt und weiter zu Staubgefäß und Stempel. Die Krönung ist die Farbigkeit der Blüte, ihr Duft. Doch auch davon bleibt nur die Erinnerung, die Verinnerlichung des Geschehenen: die Form vergeht, zieht sich zusammen in einen winzigen Punkt. Das Samenkorn kehrt zurück in den Mutterschoß der Erde. Aus ihm heraus wird wieder alles von Neuem beginnen.

2.3 Gegensätze

Das Element der rhythmischen Metamorphose tritt bei der Betrachtung einer umherschleichenden Katze zunächst in den Hintergrund. Deutlicher erscheint hier die Polarität, die sich im Heben und Senken des Beines bei jedem Schritt und in den Momenten der größten Entfernung oder Nähe zum Boden zeigt.

Der Moment des dichtesten Erdkontakts stellt das Entscheidende dar. Entweder es folgt wieder eine Lösung, um weiter voranzukommen, oder es geschieht ein Sprung – ein Satz führt das Geschehen in eine andere Richtung. Die Katze ist auf diesen Dichtemoment hin ausgerichtet. Bekanntlich landet sie aus jedem Fall auf ihren Pfoten und zeigt dadurch eine enorme Orientierungsfähigkeit und erstaunliche Sicherheit.

Absolute »Bodenhaftung« ist das Los der Schlange. Sie »durchströmt« in ihrer Fortbewegung die bereits beim fließenden Gewässer betrachtete Schwingungsform, eine »Schlangen-Linie«. (2)

2.4 Aktivität und Ruhe

Am Morgen erwache ich in einen schwer im Bett liegenden Körper hinein. Ich schüttle die letzten Traumbilder von mir. Die Helligkeit des Tages lockt mich in meine Glieder. Ich recke und strecke mich. Fragen dämmern mir auf, schweifen mir noch recht unbewußt durch das Gemüt: Wie fühle ich mich? Was wird mir heute entgegenkommen?

Sobald die Horizontale verlassen ist, wird alles um mich herum konkreter, meine Sinne erwachen. Ich erkenne die Aufgaben des Tages und mache mich ans Werk.

Es wird Mittag, die Leistungskurve wendet sich. Klare Wachheit verschwimmt in beginnender Müdigkeit. Ein Gähnen läßt mir das innere Loslassen zum Erlebnis werden. Geschieht diese Lösung nicht – überschreiten wir gar unsere Grenzen – und erzwingen wir permanent Höchstleistungen, folgt unweigerlich die Erschöpfung. Die andauernde Einseitigkeit muß notwendigerweise durch eine Krankheit oder ein ähnliches Ereignis einen Richtungswechsel erfahren.

Am Abend legt sich ein körperlich ermatteter, seelisch hoffentlich zufriedener Mensch mit vielen, mehr oder weniger klargewordenen Fragen ins Bett. Die lange Pause der Nacht bringt Erquickung und manche Antworten für den, der vertrauensvoll und aufmerksam darauf achtet. Indem sich mein seelisch-geistiges Wesen vom körperlich-leiblichen löst und weisheitsvolle neue Einflüsse aufnimmt, entsteht in der morgendlichen Wiedervereinigung etwas höheres Ganzes.

Doch solche Ruhe-Pausen müssen vom rechten Maß beschränkt werden. Ewige Langschläfer wirken schlapp und antriebslos. Die Impulse, die wir aus der Welt der Allmöglichkeiten mitbringen, müssen aufgegriffen werden.

ANDANTE
Immer wieder tröstlich
Und immer neu in ewiger Schöpfung Glanz
Lacht mir die Welt ins Auge,
Lebt und regt sich in tausend atmenden Formen,
Flattert Falter im sonnigen Wind,
Segelt Schwalbe in seliger Bläue,
Strömt Meerflut am felsigen Strand.
Immer wieder ist Stern und Baum,
Ist mir Wolke und Vogel nahe verwandt,
Grüßt mich als Bruder der Fels,
Ruft mir freundschaftlich das unendliche Meer.
Unverstanden führt mich mein Weg
Einer blau verlorenen Ferne zu,

Nirgend ist Sinn, nirgend ist sicheres Ziel –
Dennoch redet mir jeder Waldbach,
Jede summende Fliege von tiefem Gesetz,
Heiliger Ordnung,
Deren Himmelsgewölb' auch mich überspannt,
Deren heimliches Tönen
Wie im Gang der Gestirne
So auch in meines Herzens Taktschlag klingt.

Hermann Hesse

3. Die Rhythmischen Einreibungen

3.1 Die Formgestaltung

Überall, wo Wässriges auf Festes trifft, entstehen in der Natur Formen, die alle eines gemeinsam haben. Es ist die Qualität des Runden. Ob mäandernder Flußlauf, die Welle am Strand, Strudelbildungen oder die sich ausbreitenden kreisrunden Wellen nach dem Steinwurf ins ruhende Gewässer – die rundende Urkraft des Wasser gestaltet fließende Bewegungen, die im Bachkiesel, im Gehäuse der Wasserschnecke oder einer Muschel in erstarrter Form erhalten bleiben.

Jedes Lebewesen dieser Erde bildet seine Körperplastik durch die Macht des Wassers. Wir alle bestehen ja zum größten Teil aus diesem Element. Am deutlichsten sieht man es dem noch ungeborenen, in der Schwerelosigkeit des Fruchtwassers bewahrten Embryo an. Er schwebt in der Form eines großen Tropfens, umschlossen von schützenden Hüllen. Aus dem Wogen des Flüssigen wird der faßbare menschliche Leib erbaut.

Einem leidenden Mitmenschen ein Hülleerlebnis zu vermitteln, kann ein Ziel der Rhythmischen Einreibungen sein.

Wir versuchen, »sphärisch« zu denken, mit unseren Händen ehrfurchtsvoll einzutauchen in die unsichtbaren (aber achtsam spürbaren) Hüllen. Die Bewegungen drängen danach zu runden. Selbst ein zunächst gerade-erscheinender langer Abstrich am Rücken offenbart bei genauerer Betrachtung das Wesen eines Kreisabschnitts. Man muß sich den Kreis nur groß genug vorstellen.

Das setzt sich fort bis in die Bewegungsgestalt des Einreibenden, der mit dem eigenen Leib als Teil eines großen kosmischen Runds erscheint.

Dennoch ist das Erlebnis eines nahezu-geraden Strichs ein völlig anderes als das des vollkommen Runden. Eine Verbindung beider Formen kann zum Beispiel als Spirale oder Lemniskate (∞) erscheinen.

Die Gerade weckt auf, konzentriert. Man spürt die klare Linie. Dies vermittelt Sicherheit. Ein Ordnungsbestreben setzt ein.

Die runde Bewegung läßt eine dumpf-träumerische Wohligkeit, ein Gefühl von Geborgenheit eintreten. Fläche und Hülle werden erlebt.

3.2 Die zeitliche Gliederung

> *»Liegt der Rhythmus im Wechsel von Kommen und Gehen, so kann er nicht im Verweilen liegen, und soll das Kommende ein Erneuertes sein, so darf es kein Nocheinmal eines Gewesenen sein.«*
>
> *Ludwig Klages in »Vom Wesen des Rhythmus« (1944)*

Die Geschwindigkeit, in der ein Geschehen abläuft, regelt im Kontinuum das Verhältnis von Raum und Zeit ($v = s/t$). Über diese objektive Tatsache hinaus, muß in einer Handlung wie der Rhythmischen Einreibung ein subjektives Zeiterleben beachtet werden. Ein kranker, angestrengter Mensch erträgt keine Eile, vermag keiner Schnelligkeit zu folgen. Er sehnt sich nach gemächlichem Schritt-halten. Alles, was geschieht, sollte regelmäßig, die Abfolge in sich schlüssig sein. Vertrauensbildend wirken ein konkreter Anfang und ein klares Ende - beides aber nicht abrupt-plötzlich oder gar überfallend/fallen-lassend. Vielmehr bilden eine umsichtige, einfühlende Kontaktaufnahme und ein bis zum letzten Augenblick verbindlich-bleibender Lösprozeß die polaren Ereignisse. Der Eingeriebene erlebt dies als leise-pulsierendes Ergriffen-werden und ein lauschend-begleitetes Nachklingen-lassen.

Wird im Tempo ein nachvollziehbares Maß gehalten, kann ein Wärmekeim wachsen – Kreis um Kreis. Von aufmerksamen Patienten wird sofort erlebt, wenn der Einreibende innerlich dem Tun seiner Hände nicht mehr folgen kann oder die Berührung nicht ganz bewußt bis zu Ende begleitet wird. Sie bleibt dann unverbindlich, kitzelt, wirkt hektisch oder lahm.

Die eingestalteten Polaritäten wie Verdichtung und Lösung im Kontakt prägen sich durch die mehrmalige Wiederholung des Weges tiefer ein und »bleiben nicht auf der Strecke«. Das zeitliche Ebenmaß jeder Einreibung, die als einzelne Anwendung ca. 3–5 Minuten dauert, wird eingebettet in einen größeren Zyklus sich täglich oder wöchentlich wiederholender Behandlungen. Von Mal zu Mal wird eine Entwicklung geschehen können – beim Behandelten wie auch beim Behandler.

Nichts wiederholt sich genauso, wie es schon einmal da war; das ist das Grundgesetz des Rhythmischen. Versuche, solche Maßnahmen in Zeitschemata zu pressen oder Standard-Ausführungen vorzugeben, behindern die ihnen innewohnende Lebendigkeit. Natürlich muß anerkannt bleiben, daß jeder Anfänger Richtlinien braucht. Man wird sich aber nur zum »Könner« entwickeln, indem man nach und nach eine innere Sicherheit gewinnt, die es erlaubt, innerhalb der geistig-natürlichen Gesetzmäßigkeiten frei zu gestalten. Rudolf Steiner weist in seinen Vorträgen zum Johannes-Evangelium (GA 103) darauf hin, »daß das Maß nicht zum Geist verhilft; wo aber der Geist wirklich ist, da entsteht auch das Maß.« Ebenso wie der Lauf der Sonne die Jahreszeiten bestimmt, gibt es in unserer Leiblichkeit organische Rhythmen, in unserem Mensch-sein wichtige Verhältnisse, mit denen man vertraut sein sollte, um zum Beispiel die richtige Tageszeit für eine ausscheidung-anregende Beineinreibung oder eine beruhigend-durchwärmende Baucheinreibung zu wählen.

Und ebenso wie die Natur nach Frühjahrs-Erblühen, Sommer-Fruchten und Herbstes-Reifen in einen scheinbaren Winter-Schlaf fällt, der aber in Wirklichkeit nur einen Schleier über die hochaktive Vorbereitung des Kommenden (in allen Samenkörnern verborgen) breitet, muß jeder äußerlich aktiven Phase des Eingeriebenwerdens eine angemessene Zeit der Stille folgen. Erst diese Nachruhe ermöglicht eine innerlich aktive Reaktion des Organismus auf die Anregung durch die Berührung. Jetzt erst können sich die positiven Auswirkungen ereignen, entstehen Wärme, Leichte, Stärkung, vertiefte ruhige Atmung, prickelnde Durchblutung, wohlige Geborgenheit oder auch freudiger Tatendrang. (3)

Das Ganze muß im Dialog zwischen Außen und Innen wachsen dürfen. Wie müde werde ich, wenn unablässig von allen auf mich eingestürmt wird und ich nichts erwidern darf. Wie kräftigt sich mein Eigen-Wille, mein Selbst-sein bei jeder Äußerung, die von anderen gehört und wirklich wahrgenommen wird. Eben genau in diesem Aufnehmen und Reagieren-dürfen liegt die

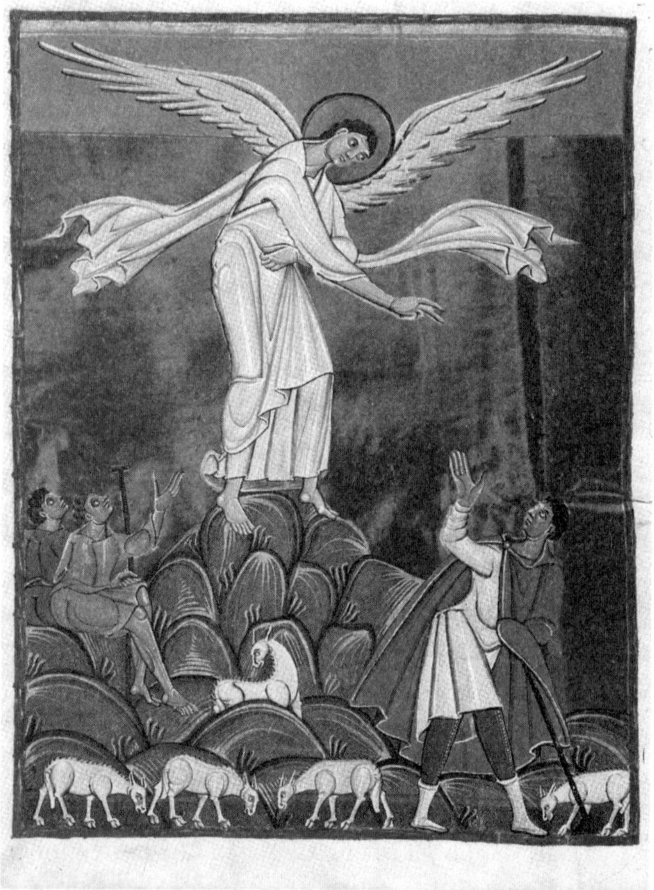

aus dem Umraum schöpfen – Himmelskräfte vermitteln –

»Verkündigung an die Hirten«
aus dem Perikopenbuch Kaiser Heinrich II., um 1007

Aktivität unserer Selbst-Heilungskräfte, die wir durch jede rhythmisch gestaltete Berührung ansprechen können.

3.3 Der Kontakt – Innenraumbildung und Umkreiskräfte

> *»Das Steife muß verschwinden und die Regel nur die geheime Grundlinie des lebendigen Handelns werden.«*
>
> *J.W.v.Goethe in »Regeln für Schauspieler«*

Mindestens ebenso wichtig wie das äußerlich Korrekte der ausgeführten Bewegungen und Berührungen ist die Erfüllung des Raumes unter meiner Hand, zwischen meinen Händen. Was soll geschehen?

Will ich Wärme entlocken, soll ein Impuls der Aufrichtung vermittelt, Verspannungen gelöst, Enge und Druck erleichtert werden, so ist es eine Sache, das Ziel zu kennen. Wie verhelfe ich aber dann meinen Händen dazu, Medium für die entsprechende Qualität zu werden?

Zunächst muß ein fortlaufender Übungsweg die vom alltäglichen Zupacken grob und steif gewordenen Glieder wieder zu einer samtweich-geschmeidigen Elastizität heranbilden. Die Hände müssen »lauschen« lernen, erst dann können sie anfangen zu »sprechen«.

Empfindsames, hinhörendes Aufnehmen des Gewebes, läßt uns dieses entgegenkommend erspüren und sich offenbaren – erst leise, mit zunehmender Erfahrung immer deutlicher: Hier eine Kältezone, da eine Festigkeit, hier trockene Rauheit, dort feuchte Schwammigkeit und so weiter. Es geht darum, etwas (als) wahr-zu-nehmen, nicht um bloßes Anfassen und Registrieren. Wird die Hand erst zum Wahrnehmungsorgan, ist der Grund gelegt, um weitere Entwicklungen folgen zu lassen.
Jetzt vermögen die Hände Impulse aufzunehmen und umzusetzen, die ihnen aus unserer Bewußtseinswelt zufließen können.

Das wässrige Umspielen eines Wasserschleiers, das konkrete Begrenzen eines Strumpfes, das Erklingenlassen einer Windharfe, das wärmende Umhüllen eines weich-wollenen Mantels – all das könnten Bilder sein, die sich durch die entsprechend gefärbte Berührung dem bedürftigen Gegenüber mitteilen. Ein ferneres Ziel kann dann sein, solche Qualitäten ganz bewußt durch die meisterhafte Führung der eigenen Hände auszudrücken.

Doch können diese Qualitäten nicht »einfach so hingestellt« werden. Sie müssen aus dem geistigen Hintergrund geschöpft und durch mich hindurch weitergereicht werden. Schon das Schwingen zwischen dichtem und leichtem Kontakt lockert die Berührungsgeste und öffnet jede Abgrenzung. Bis ins Kleinste ist meine Hand als durchlässiges Organ zu sehen. Die Konzentration darf nicht nur auf die berührende Handinnenfläche gerichtet bleiben, auch der Handrücken sollte empfindungsmäßig geöffnet werden, damit Licht und Wärme hindurchdringen können.

3.4 Der Bewegungsfluß

Es teilt das Maß sich der Bewegung:
dem Vor erwidert ein Zurück,
und stürzt dich jenes in Erregung,
gesellt ihr dies der Ruhe Glück.

Christian Morgenstern

Die Berührung bei den Rhythmischen Einreibungen läßt keine kraftvollen Willensimpulse aus dem Handgelenk zu. Äußerlich betrachtet vollzieht der ganze Arm eine Bewegung, die man auch auszuführen hat, wenn man mit einem Fuchsschwanz ein Stück Holz durchsägen möchte. Der Wechsel von Vor- und Rückwärtsbewegung kann gar nicht anders als aus dem Schultergürtel heraus gestaltet werden. Der große Unterschied besteht aber darin, daß hier mit Muskelkraft, mit Druck und Zug gearbeitet wird, während der Bewegung bei einer Rhythmischen Einreibung eher die Begriffe »Verdichten und Lösen im Muskelspiel« gerecht werden.

Jede Bewegung, die ich hierbei wie-mir-entgegenkommend aufnehme, fließt durch den Arm in meinen rückwärtigen Raum, im Grunde wie ein Flügelwehen bis in den Kosmos hinaus, kehrt von dort zurück und strahlt – gestärkt und veredelt – durch meine Mitte hindurch wieder bis über die Finger hinaus in die Berührung hinein. »Vom Herzen bis in die Hände fühl' ich Gottes Hauch«, heißt es in einem Gebet von Rudolf Steiner für Kinder. Deren innere und äußere Beweglichkeit ist über das Üben der Rhythmischen Einreibungen neu zu entdecken.

3.5 Die Haltung der Begegnung

> *»Ein Händedruck, ein Blick, ein Kuß«;*
> *Mensch und Mensch, Hand und Hand,*
> *Auge und Auge, Mund und Mund –*
> *und dazwischen, ist da nichts?*
> *Oder ist gerade dort das Eigentliche?*
> *Friedrich Benesch*

Ein warmherziges Interesse, verbunden mit dem Streben nach einer Anknüpfung an die geistige Seite des Seins, schafft die Möglichkeit, mit wertvollen Kräften zu arbeiten, ohne fürchten zu müssen, der eigenen Kraft beraubt zu werden. Wenn ich in reinem Bemühen Hand anlege, kann ich erleben, daß das Aufgreifen des die Welt durchflutenden rhythmischen Prinzips nicht nur dem Kranken heilbringende Hilfe, sondern auch mir zu einem Geschenk der Erfrischung und Kräftigung wird. Das gelingt nicht immer, und anfangs wird man es noch kaum für möglich halten. Viele erfahrene KollegINNen können dies bestätigen.

Belastungen, Ermüdungserscheinungen bis hin zu Kreuzschmerzen nach einer Einreibung treten anfänglich häufig ins Bewußtsein, weil man plötzlich auf gewisse Haltungsmängel aufmerksam (gemacht) wird. Nicht selten liegen sie auch begründet in einer verkrampften inneren Einstellung (Will ich ungeduldig Erfolge sehen oder Dankbarkeit für eine Streicheleinheit ernten?), die einer von vielen Gründen für eine nicht gelöste äußere Haltung sein kann.

Verspannte Muskeln und starre Gelenke bilden einen Panzer, der ein Fließen von Bewegung und Wärme stark behindert. Lasse ich mich schlapp hängen, so verfalle ich den Schwerekräften und vermag kaum in der Leichte zu arbeiten.

Ich muß also lernen vom Kopf bis zum Fuß alle – auch die kleinsten Gelenke der Wirbelsäule – beweglich zu halten. Schon die Vorstellung, mit einer Schleife am Scheitel mit dem Himmel verknüpft zu sein oder wie eine Kerze im großen Bogen dem Licht entgegenzuwachsen, wird hier Erleichterung bringen. Man strebt, sich so zu bewegen, als wäre man über ein langes Seil am Steiß mit dem Mittelpunkt der Erde verbunden und als würden die Arme umweht von luftigen Schleiern.

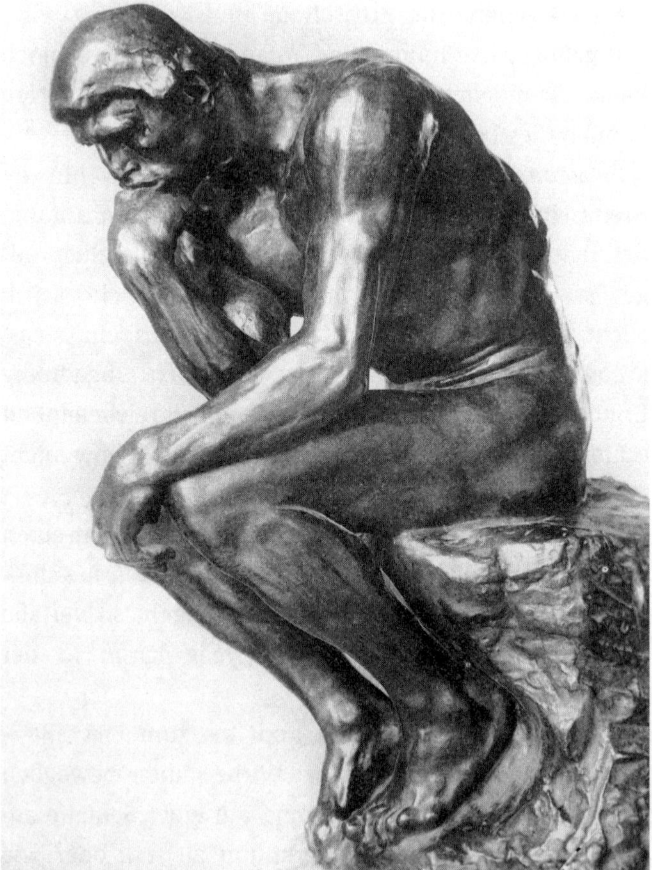

– der Schwere-Last verfallen –

Auguste Rodin »**Der Denker**«

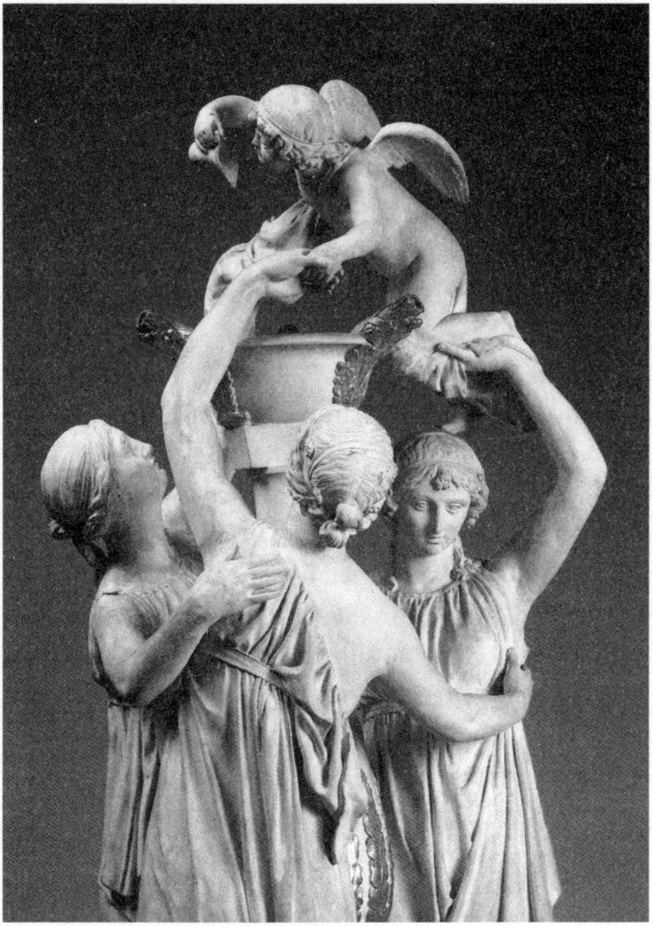

– durch Leichte-Kraft getragen –

J.H. Dannecker **»Die drei Grazien mit Amor«** um 1795

Einseitigkeiten meiner Muskelspannung sind zu suchen und auszugleichen. Ein Beobachter ist da eine große Hilfe. Wenn man das Muskelsystem unseres Körpers studiert, entdeckt man eine faszinierende Anordnung, die dafür geschaffen zu sein scheint, unser knöchernes Haltesystem rundum mit ineinanderfließenden Bewegungen zu umspielen. Das Ideal läßt sich am besten beschreiben als eine gehaltene Bewegung oder eine bewegte Haltung.

Sich anzulehnen, abzustützen oder hinzusetzen, behindert eine solche elastische Dynamik. Es ist besser, auf sicheren Füßen zu stehen, die eigene Schwere zur Erde hin abzugeben und, in der Herzmitte ruhend, oben frei zu schwingen.

Wir müssen bei der Arbeit oft hart anpacken oder den ganzen Tag am Schreibtisch in einer verspannten Position verbringen. Ungelenkigkeit, Kopflastigkeit dominieren – selten haben wir Gelegenheit, uns wirklich schön zu bewegen. Wer hat schon die Möglichkeit, regelmäßig durch die Anleitung einer Eurythmistin auf eingeschliffene, krankmachende Mängel im Bewegungsablauf aufmerksam gemacht zu werden und an einer Wiederverlebendigung zu arbeiten – aus dem eingefahrenen Muster wieder ein farbiges Mosaik werden zu lassen.

Dieser Weg der Eurythmie kann jedem, der sich mit der Qualität der Rhythmischen Einreibungen beschäftigen möchte, nur empfohlen werden. Es gibt aber auch andere Möglichkeiten. Durch Übung und Freude kann eine harmonische Beweglichkeit des ganzen Körpers geschult werden, zum Beispiel beim Schwimmen, Tanzen, Volleyballspielen,.... Allein schon die Aufmerksamkeit für manches Zwicken und Kneifen einzelner Körperstellen nach einer durchgeführten Einreibung kann viele Hinweise liefern, wo das Gelingen der weichfließenden Berührung eingeschränkt wird. Schon während des Einreibens sollte ab und zu das Bewußtsein aus den Händen durch mich hindurchströmen und über den Gleichgewichts- und Eigenbewegungssinn nach schweren Gliedern und fest verankerten Gelenken suchen.

Welche Erlösung erlebt man, wenn man durch eigene Initiative während des Tuns die Muskeln und Sehnen in Harmonie stimmen und vereinen kann. Jetzt erst kann man in den anderen hineintasten und mit erfühlendem Bewußtsein wirken. Jetzt kommt die Berührung an! »Jetzt geht's rein«, sagte in so einem Moment mein dreijähriger Sohn David während einer Baucheinreibung. Nicht selten werden wir im selben Augenblick ein Aufleuchten im Gesicht unseres Patienten erleben oder gar den erstaunten Ausspruch hören: »Was haben Sie denn jetzt gemacht? Es wird ja so warm, so weit ...«. In diesem Moment haben wir es geschafft, ganz bei der Sache, ganz bei uns selbst, geistesgegenwärtig und voller Interesse auch bei dem anderen zu sein – echte liebevolle Zuwendung zu gestalten.

Eine chinesische Geschichte

Ein in der Meditation geübter Mann
wurde gefragt, warum er immer so
gesammelt sei.

Daraufhin sagte er:
Wenn ich sitze, sitze ich.
Wenn ich stehe, stehe ich.
Wenn ich laufe, laufe ich.

Da sagten sie zu ihm:
Das tun wir auch!

Er entgegnete aber:
Wenn ihr sitzt, dann steht ihr schon,
wenn ihr steht, dann lauft ihr schon,
und wenn ihr lauft,
dann seid ihr schon am Ziel.

3.6 Der Rhythmus in der menschlichen Gestalt

»Es gibt nur einen Tempel in der Welt,
und das ist der menschliche Körper.
Nichts ist heiliger als seine hohe Gestalt.
Das Bücken vor Menschen ist eine Huldigung
vor dieser Offenbarung im Fleisch.
Man berührt den Himmel, wenn man einen
Menschenleib betastet.«

Novalis

Rufen wir uns nochmals die beschriebenen Formen und Qualitäten in unsere Vorstellung, und suchen wir nach den Entsprechungen in der menschlichen Leiblichkeit. Auch hier herrscht das Element der Rundung vor, das allerdings in Richtung der Extremitäten in eine Streckung gerät. Das Rund von Kopf und Bauch ermöglicht Innenraumbildung – zum einen im Vorstellungsleben, geschützt im knöchernen Schädel, zum anderen im Stoffwechsel, umkleidet vom kräftig wärmenden Muskelkorsett.

Ausstrahlend in die Welt betätigen wir Arme und Beine mit Händen und Füßen. Aber auch unsere Sinnesorgane wie Augen und Ohren strecken unsichtbare Fühler in die Welt.

Zwischen Kopf und Bauch befindet sich der Brustkorb, gebildet aus »Knochenspangen«, den Rippen als einer Vereinigung von Gerade und Krumme. Dieser wird eingerahmt von den Schwingungen der Wirbelsäule, der Schlüsselbeine und des Zwerchfells. Inmitten dieses Raumes liegen die Zentren für Puls und Atmung verborgen. Herzschlag und Lungenbewegung sind die qualitativen Urbilder einer rhythmischen Tätigkeit. Hier findet der Ausgleich statt zwischen der brütenden Verdauungs- und Aufbau-Hitze und der kühlen Ruhe und Distanz unseres Nerven-Sinnes-Poles, des Kopfes. Dabei ist der Blutkreislauf der Botschafter unseres Stoffwechselbereichs, die Atmung steht in engerer Verbindung zum Wahrnehmen und Denken.

Es wird erkennbar, daß es kein absolutes Zentrum des rhythmischen Zusammenspiels gibt, sondern daß die Mitte immer räumlich und prozessual zwischen zwei Polen entsteht, dort wo die Annäherung bis auf das Engste geschieht. Prallen die aus der Polarität entlassenen Prozesse unvermittelt aufeinander, entstehen Krankheitszustände wie zum Beispiel ein Asthmaanfall, bei dem einerseits der fesselnde Krampf der Bronchien, andererseits die übersprudelnde Schleimproduktion das dramatische Bild prägen. Die völlige Verschmelzung der Gegensätze jedoch wäre das sofortige Ende jedes rhythmischen Prozesses. Statt eines fließenden Wechsels und Wandels entstünde ein konstant lauwarmes, dahinsickerndes Etwas, sozusagen der leibliche Ausdruck absoluter Langeweile, letztendlich ein Ermatten und Ersterben jeder Lebendigkeit.

Rhythmus zu pflegen, bedeutet also nicht nur, Polaritäten auszugleichen, sondern sich auf diese einzulassen, sich davon anregen zu lassen und sogar bewußt immer wieder neue aufzubauen. Die Entwicklung als größtes Ziel des Rhythmischen setzt den stetig-strebenden Wechsel zwischen Höhen und Tiefen voraus, verbunden mit einer Offenheit für die sich offenbarenden Impulse der Änderung.

3.7 Die Stärke des labilen Gleichgewichts

> *»Stärke läßt sich durch Gleichgewicht ersetzen, und im Gleichgewicht sollte jeder Mensch bleiben, denn dies ist eigentlich der Zustand seiner Freiheit.«*
>
> *Novalis*

Das den Gleichgewichtskräften zugehörende geistige Wesen ist der Erzengel Michael. »Michaels Welt ist diejenige, die im Rhythmus sich offenbart.« (Rudolf Steiner in »Anthroposophische Leitsätze« GA 26) Häufig wird dieser mit der Waage in der Hand dargestellt. Die Waage als dynamisches Instrument, welches zwei Lasten in ein schwingendes Gegenüber bringt, vermag als Bild anschaulich auszudrücken, daß es nicht darum geht, durch einen Zusammenfluß der Pole alles zu ebnen, sondern darum, im Ringen zwischen Gegensätzlichkeiten labile Ausgleichsmomente mit Erneuerungspotenz zu erreichen. Rhythmus ist Dauer im Wechsel, ist Veränderung im Strömen. Aus solch einer bewegten Mitte können wir die wertvollsten Kräfte gewinnen. Eindrucksvoll stellte Karoline von Günderode (1780-1806) diese Frucht des nach allen Seiten offenen Eingespannt-seins zwischen Polaritäten dar:

Liebe

O reiche Armut! Gebend, seliges Empfangen!
In Zagheit Mut! In Freiheit doch gefangen.
In Stummheit Sprache,
Schüchtern bei Tage,
Siegend mit zaghaftem Bangen.

Lebendiger Tod, im Einen sel'ges Leben
Schwelgend in Not, im Widerstand ergeben,
Genießend schmachten,
Nie satt betrachten
Leben im Traum und doppelt Leben.

Goethe stellt diese Dynamik in seiner Farbenlehre in einen noch größeren Zusammenhang:

Das Geeinte zu entzweien,
Das Entzweite zu einigen, ist das Leben der Natur,
Dies ist die ewige Systole und Diastole,
Die ewige Synkrisis und Diakrisis,
Das Ein- und Ausatmen der Welt,
In der wir leben, weben und sind.

3.8 Die Schöpferkraft der Pause im Spannungsfeld der Polarität

Das Sein und das Nichts
sich auseinander gebären,
das Schwierige und das Leichte
sich durcheinander vollenden,
das Lange und das Kurze
sich aneinander messen,
das Hohe und das Niedere
sich zueinander neigen,
der Ton und die Stimme
sich ineinander fügen,
das Vorher und Nachher
sich aufeinander folgen.

Darum der Weise:

...
Er schafft,
doch besitzt nicht,
er wirkt,
doch er pocht nicht darauf,
das Werk wird vollendet,
doch er sitzt nicht darauf:
Und nur, weil er nicht darauf sitzt,
darum wird es ihm nicht genommen.

Lao Tse in »Tao Tê King«

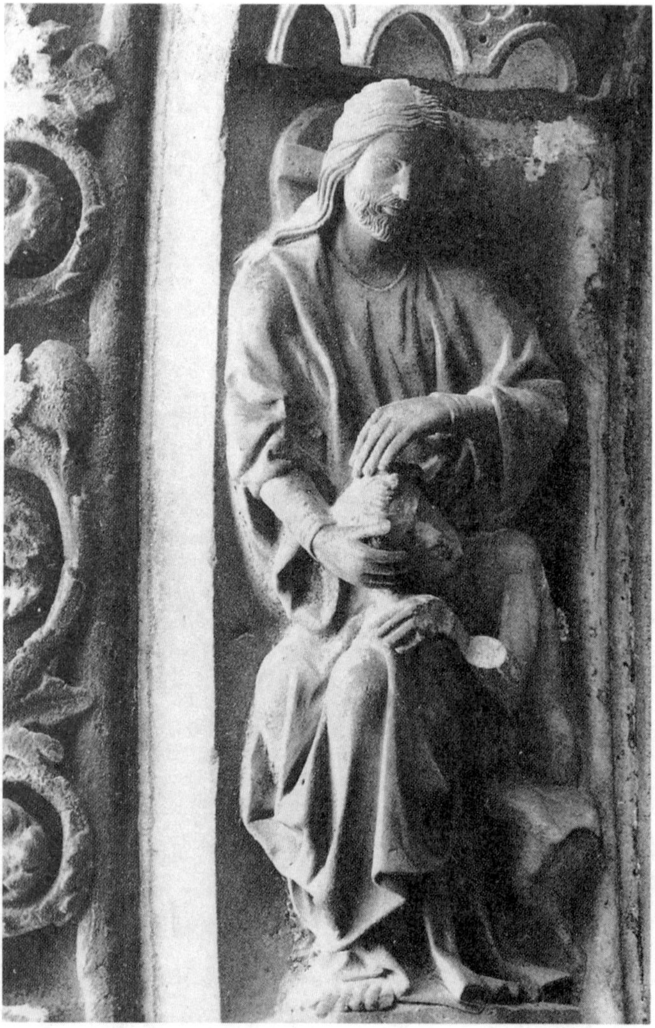

»Gott erschafft Adam« Nordportal der Kathedrale von Chartre

Unsere Höreindrücke werden im Alltag bestimmt durch Motorengeräusche – Flugzeuge, Autos, Haushaltsgeräte, ... Die Monotonie und Penetranz machen uns ärgerlich, nervös, ja mitunter aggressiv. Richten wir unser Ohrenmerk auf den Gesang einer Amsel, das Lied eines dahinschlendernden Kindes: Wie erhebt uns das melodiöse Schwingen, wie erfrischt der Wechsel von Längen und Kürzen der Töne, wie lockt uns das An- und Abschwellen der Laute und die feinen, aus sich heraus gesetzten Pausen dazwischen. Ein Motor läßt sich nur von außen abschalten und repräsentiert dann die absolute Leere, ein Mensch singt innerlich unhörbar weiter.

Gehen wir nochmals zurück zum rotierenden Maschinengeräusch. Hören wir bewußt einem vorbeifahrenden Auto zu, so finden wir auch hier – bei gleichbleibend langweiliger Grundfrequenz – ein Anschwellen beim Annähern, den Höhepunkt in dichtester Nähe, das Decrescendo beim wieder Entfernen und dann die erlösende Ruhe, wenn es um die Ecke gefahren ist. Hier erkennen wir die Bewegung als zentrale Grundbedingung einer Rhythmisierung statischer Zustände.

Unsere sichtbare Welt existiert nur durch Polarisierung. Diese begann mit der Trennung von Wasser und Erde im alttestamentarischen Bild der Schöpfung.

Das Alles-oder-Nichts, Entweder-oder, im Seelischen als »Himmel-hoch-jauchzend-zu-Tode-betrübt« erscheinend, bringt wenig voran. Das weiß jeder, der schon krampfhaft am Ergrübeln von Antworten auf wichtige Fragen festgehalten hat und dann erleben mußte, daß so keine Lösung auftauchte. Erst wenn die Aufmerksamkeit durch eine Ablenkung oder durch bewußtes Loslassen wieder in die Weite geführt, ins Schwingen gebracht wird, wird man mit einem geistreichen Einfall belohnt. Man muß allerdings bei alldem die Ruhe bewahren. Innere wachsam-gelassene Regsamkeit, verbunden mit äußerer konzentrierter Offenheit, das sind die wichtigsten Eigenschaften jedes Spurensuchers. Fällt man in umtriebiges Durcheinander, wird nur Verwirrung gestiftet. Das Wesentliche bleibt so im Dickicht versteckt.

Jede rhythmische Einbindung stellt Gegensätze in einen Kontext, läßt Qualitäten in Fluß geraten und führt den Prozeß durch Bereiche, in denen jene Wesen ins Spiel kommen können, die hinter allem Handgreiflichen verborgen sind und sich durch alles in-Erscheinung-Tretende der Welt offenbaren wollen. In jenen Pausen, die äußerlich betrachtet nur Stille bieten, ergießen sich zukunft-impulsierende Geistesblitze in den Verlauf rhythmischer Vorgänge.

In der äußerlich kurzzeitigen Aufhebung der polaren Gespanntheit, »in der Ruhe liegt die Kraft«. Das ist das Geheimnis unseres Herzens, das nicht müde wird, Sekunde für Sekunde den Blutstrom zu durchpulsen – ein Leben lang. Ein Pendel dagegen verliert bald den Schwung, braucht immer den Anstoß von außen, um weiterzuschwingen. Wie für uns Menschen solche Bedingungen entstehen oder geschaffen werden können, daß wir aus diesen »Brunnen des Geisterreiches« (Christian Morgenstern) zu schöpfen vermögen, ist eine existentielle Frage. Wir haben mit unserer Befreiung aus der Einbindung in das Naturgefüge auch die Verpflichtung übernommen, das Wesen der Welt im geistigen Sinne so zu erforschen, daß geistgeprägte Gedanken und Anregungen zur Tat erkannt und ergriffen werden können. Wir haben die Freiheit, die Macht des Ewigen aufzunehmen, den Urquell allen in-Raum-und-Zeit-Ausgedehnten durch uns ins Leben hereinwirken zu lassen oder das Näherrücken einer Starrheit-verbreitenden geistigen Eiszeit zuzulassen.

Wenn Ruhe der Seele Wogen glättet
Und Geduld im Geiste sich breitet,
Zieht der Götter Wort
Durch des Menschen Innres
Und webt den Frieden
Der Ewigkeiten
In alles Leben
Des Zeitenlaufs.
Rudolf Steiner

3.9 Die Krankheit als Schwächung der Mitte

Die Empfänglichkeit und Bereitschaft, wertvolle Ideen aufzunehmen, ist gerade in heutiger Zeit offensichtlich ummauert von negativen Einflüssen mannigfaltiger Art. Die »geistlose Kultur« strebt immer größerer Ausbreitung zu. (Im Grunde ist diese Bezeichnung ein Widerspruch in sich, bedeutet doch das griechische Wort »cultus« Pflege; und die Pflege als Kulturaufgabe unserer Zeit ist auf das Engste mit seelisch-geistigen Inhalten verknüpft!)

Es besteht eine Kluft zwischen engsten Zwängen (Zeit- und Leistungsdruck) und einer zügellosen Genußfreizügigkeit (Reizüberflutung). Technik und Pharmazie ermöglichen die Manipulation der äußeren (Raumklima, Beleuchtung) und inneren Verhältnisse (Schlaf, Menstruationszyklus). Die Diskrepanz zwischen diesen äußeren zivilisatorischen Zuständen und dem innersten menschlichen Bedürfnis nach einer harmonischen Beziehung zur Umwelt führt mit rasanter Zunahme zu vielschichtigen Erkrankungen.

Die Rhythmusfähigkeit der Menschen schwindet.

Schon immer lag die anschaulichste Erklärung von »Krankheit« im Bild des aus den Fugen geratenen Gleichgewichts unseres Organismus. Dies läßt sich auf den verschiedensten Ebenen betrachten: Überwiegen die Abbau- die Aufbaukräfte? Vertreibt die Rastlosigkeit jeden Moment der Muße und Erholung? Erstickt die leiblich-seelische Wärme unter den kalten intellektuellen Errungenschaften? Blockiert das goldene Kalb des Materialismus jeden Weg zur echten Begeisterung?

Am leichtesten zu »reparieren« ist natürlich ein stoffliches Entgleisen, zum Beispiel der Blutsalze. Diese »Strategie der Ersatzteile« führt weiter bis zur umstrittenen Transplantations-Medizin. Jugendliche Schlauheit sagt, ein Organ »gibt den Geist auf«. Aber welche Tiefe bekommt dieser Ausspruch, wenn man beachtet, welche seelischen Nöte und Kämpfe hinter solchen Geschehnissen erlitten werden.

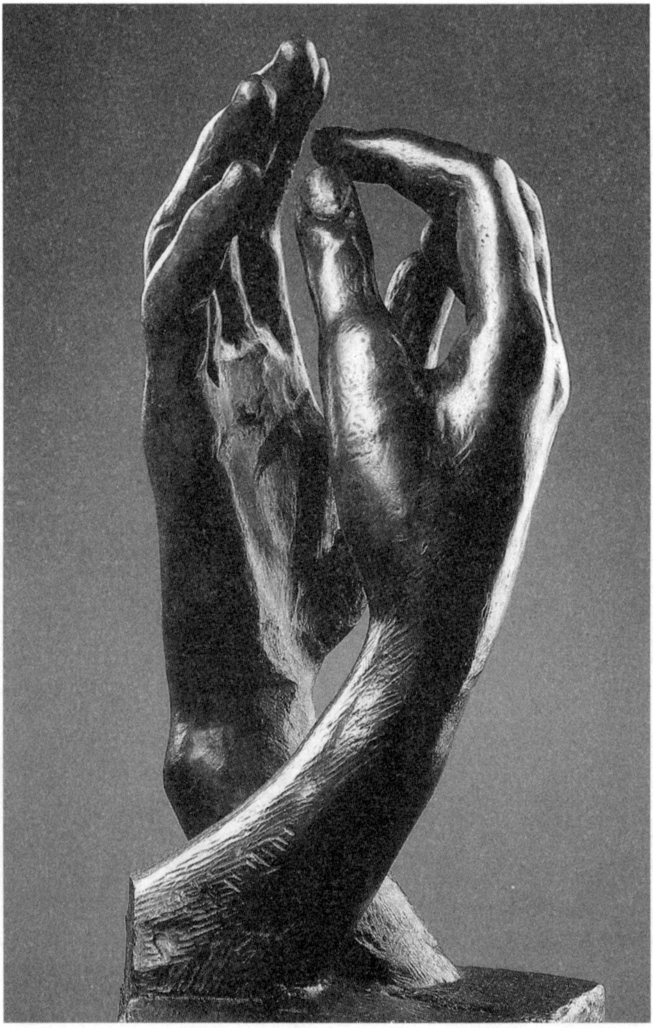

Auguste Rodin »**Die Kathedrale**« 1908

3.10 Die rhythmische Berührung als Anregung des Gesundwerdens

> *»Es kam eine Hand und legte sich leise*
> *wie ein fallendes Blatt auf seine Schulter ... .«*
> *aus einem arabischen Märchen*

Es ist ein Zeichen unserer Jahre, daß der elementarste Zugang zum Mitmenschen – die Berührung – fast zum Tabuthema degradiert ist. Wer wagt noch, einen Gruß mit einem Handschlag oder gar einer Umarmung zu bestärken? Körperkontakt wird vermieden. Viele Menschen hungern aber nach berechtigter, zartfühlender Nähe eines anderen Menschen. Wer hat überhaupt noch den Mut, sich selbst dies einzugestehen oder gar andere um eine Berührung zu bitten?

Welches Glück können aufmerksame Pflegende wahrnehmen, wenn sie verzweifelte, hilflose Menschen im Rahmen der täglichen »Versorgung« bewußt liebevoll berühren. Ein Lächeln, ein Seufzen, ein Aufatmen zeugen von der Befreiung aus der Einkerkerung unserer Seelen in eine kalte Welt der Distanz und Isolierung. Welche Labsal sind da warm-anschmiegsame Hüllegesten, ein leises in-Erinnerung-Rufen dieser Ur-Geborgenheit, was meist ein spontanes herzliches Mitschwingen auslöst:

»Endlich, jetzt wo ich krank bin, darf ich es zulassen, muß ich es ja hinnehmen, berührt zu werden. Doch ..., wie gern nehme ich das an! Da wird mir Wärme entgegengebracht und ich werde freilassend so genommen, wie ich bin. Schon allein diese Erfahrung bringt meine stockende Seele wieder in Bewegung.«

Wer hat die Steine
von meinem Herzen gehoben?
Nun hüpft es rot
durch alle Adern dem Blute nach.
Erich Fried

3.11 Rhythmische Einreibung - »Liebe in Bewegung«

Daß Schwaches das Starke besiegt
und Weiches das Harte besiegt,
weiß jedermann auf Erden,
doch niemand vermag danach zu handeln.
Lao Tse in »Tao Tê King«

Was erleben Sie, wenn Sie gezwickt, durchgeknetet, abgerubbelt werden, oder aber, wenn Sie jemand sorgsam und rücksichtsvoll berührt?

Die für die Rhythmische Einreibung angestrebte Berührung soll zuverlässig und vertrauensbildend sein. Deswegen ist in jedem Moment darauf zu achten, daß die schwingende Spannung nicht abbricht, zum Beispiel durch äußere Ablenkungen. Der Kontakt sollte nicht bedrängend und zerrend werden oder mit viel Schwung aus der Bahn in die Formlosigkeit gleiten, sondern dem Körperrelief unbefangen folgen.

Eine gewisse Kenntnis anatomischer Grundlagen, beispielsweise der Muskelverläufe an den Extremitäten und der Lage bestimmter Organe, ist wichtig, um dementsprechend mit bedachter Aufmerksamkeit und Geschicklichkeit die rhythmische Gliederung der Einreibung zu gestalten.

Qualitativ muß eine verbindliche Dichte aufgebaut werden, die sich mit jeder Lösphase in Wärme wandelt

– leiblich und seelisch spürbar. Freilassen und innerlich trotzdem weiter dabei-bleiben ist kein unsinniges Paradoxon. Dieses bedingungslose Anwesend-sein trägt Nähe und Distanz in solch einem Maße in sich, daß weder der Bereich des unpersönlichen, oberflächlichen »Wischi-waschi« noch der einer plumpen Aufdringlichkeit tangiert wird.

Es geht darum, ein Milieu zu schaffen, in dem geistige Wirksamkeit sich überhaupt erst in Leib und Seele entfalten kann, nicht darum, irgendetwas »machen« zu wollen.

Am deutlichsten erfahrbar wird diese heilsame Geste, wenn man sich gerade im Falle einer »unsympathischen Konstellation« zwischen Patient und Pflegendem aufrafft und in objektiver Zuwendung versucht, eine Rhythmische Einreibung durchzuführen. Fast immer wird man dem eben noch eher mit Vorbehalt betrachteten Menschen mehr und mehr Interessantes abgewinnen können. Jacques Lusseyran hat diese Erfahrung in einen wunderbaren Satz geprägt: »Die Hände müssen das, was sie richtig berührt haben, lieben.« (in »Das wiedergefundene Licht«)

Es kommt also zunächst darauf an, die seelische Ebene der Beziehung zu dem Einzureibenden ruhen zu lassen. Stattdessen sollte man einen ehrfurchtsvollen Bezug zur Rhythmischen Einreibung als einer geisttragenden Handlung entwickeln.

»In der Kunst auf irgendeinem Gebiete tätige Menschen sprechen oft davon, wie die Seele hinter der Technik wirken soll; die Wahrheit ist, daß in der Technik die Seele tätig sein muß.«

Rudolf Steiner in »Eurythmie als sichtbare Sprache« GA 279

Was Rudolf Steiner hier über die Kunst ausspricht, wird von ihm im sogenannten Samariterkurs auf die pflegerische Situation hin konkretisiert. Dabei gibt er einen Spruch, der, wenn er immer wieder innerlich bewegt wird, sicher auch für das Tätig-sein auf dem Gebiet der Rhythmischen Einreibungen zur Stütze werden kann:

»Quelle Blut
Im Quellen wirke
Regsamer Muskel
Rege die Keime
Liebende Pflege
Wärmenden Herzens
Sei heilender Hauch

Ich glaube zu wissen, daß die Seele, die sich mit solcher Gesinnung erfüllt, der Hand, die helfen will, eine helfende Kraft zu geben in der Lage ist.«
(1. September 1914)

3.12 Pflegekunst

Du läßt dir beschwingen
Deiner Hände
Deiner Seele Arbeitskraft
Durch das,
Was als Geist
In dir arbeiten mag.
Rudolf Steiner (5. Juli 1914)

Bei jedem, der längere Zeit regelmäßig die Rhythmischen Einreibungen ausübt, werden sich neben einer gewissen Geschicklichkeit auch manche Gewohnheiten einstellen. Eigenheiten schleichen sich ein, die ab und zu innerlich und äußerlich neu bewegt und die Bezüge zum »Urbild« wieder gesucht werden sollten. So kann nur empfohlen werden, sich immer wieder auf die Finger schauen zu lassen. Denn, wenn Reifung eintreten soll, genügt es nicht, alles Erworbene in die Schublade zu packen, zu warten und dieses bei Bedarf herauszuziehen. Wie bei eingelagerten Äpfeln ist es gut, dieses regelmäßig wieder »in die Hand zu nehmen« und auf »faulende«, d.h. nicht mehr lebendige Stellen zu achten.

Immer deutlicher kann man erfahren, daß ein innerliches Ergriffen- und Durchdrungen-haben des geistigen Prinzips der Rhythmischen Einreibungen das eigentlich Wirksame ist. Wie eine Offenbarung dieser Kraft ist dann zu erleben, daß umso mehr geschieht, je weniger äußerlich gemacht wird, je mehr Aufmerksamkeit, Bewußtsein die Berührung durchpulst. Eine solche Bewußtseinsarbeit bereichert ebenso jede andere alltägliche Arbeit. Der langsam erwachende Sinn für das Wesentliche wird jeden Handgriff veredeln.

Rhythmisches Einreiben könnte man auch bildhaft beschreiben als ein Musizieren auf dem menschlichen Körper. Dieser Mikrokosmos trägt die Sphärenharmonien in sich. Sich damit zu verbinden, kann zum großen Kraftquell werden. Eine so gelungene Einreibung wird von jedem Beobachter als schön, als ästhetisch beschrieben werden.

Die Bewegungen wie von fern heranwehende Töne aufzunehmen und wieder in die Weite zu entlassen, sich in das Schwingen zwischen Dir und mir einzulauschen und die Nachklänge zu genießen, all dies kann beim Musizieren gut geübt werden. Die Töne der Rhythmischen Einreibung sind natürlich sehr viel leiser, trotzdem nicht unbedingt weniger deutlich. Wieder braucht die eine Richtung – das Hineinhören in mein Tun – die Ergänzung durch die Gegenseite – das Hinauslauschen nach dem Entgegenkommenden; und beides muß in einem Akt der Schöpfung in unserer Mitte vereinigt werden. (4)

Man kann sein Können im Bereich der Rhythmischen Einreibungen in ein künstlerisches Tun verwandeln. Doch dafür muß ein stetiger Weg des lernenden Übens gegangen werden!

3.13 Die Hand als lebendiges Instrument

Lösung der Hand

Ich will verhandeln mit meiner Hand
An den Fingern
will ich ihr vorrechnen
daß sie nicht recht behält
wenn sie sich krallt
ins eigene Fleisch
wenn sie klobig
sich schließt um nichts
und nicht und nicht sich entschließt
offen zu werden

Gewiß
der Entschluß
wird ihr schwer
weil schon am Anfang
das Wissen steht:
Dies ist der Schluß

Da ist es leicht
sich starr
in den Tod zu ballen
aber ich lebe
und will keine Totenhand haben
…

Ich sage
zu meiner Hand:
Laß los
laß frei!

Freilich
ein seltsames Los
zur eigenen Hand
zu reden

Und die Hand hört es nicht
sie kann nicht begreifen
was sie nicht handhaben kann
und nicht greifen darf

...

Mein kleiner Finger
darf jetzt nicht handeln wollen
für die ganze Hand
ich hab sie ihm nicht gegeben

Und der Ringfinger darf
nichts verkleinern und nichts verringern
wenn er auch nicht den Ring
errungen hat

Der Zeigefinger
darf keine Zeichen geben
der Mittelfinger
darf sich nicht ins Mittel legen

Und ich darf nicht den Daumen
der Hand entgegenstehen lassen
und die ganze Hand
darf nicht fassungslos nach dir fassen

Erich Fried in »Reich der Steine«

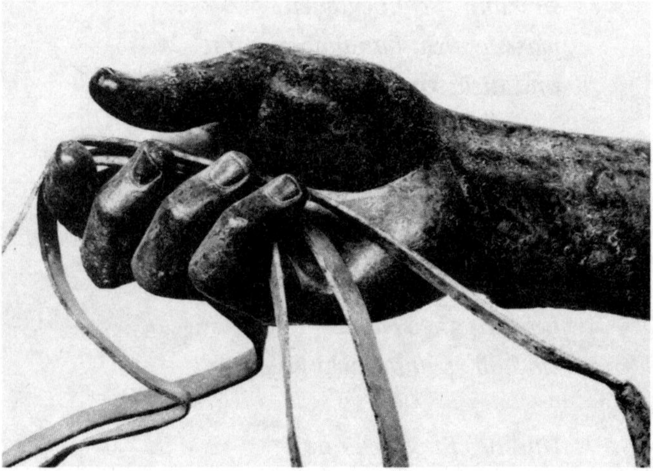

– die gelöste Hand: Ästhetik durch Rhythmus –

»Der Wagenlenker von Delphi« rechte Hand

Welche Rolle spielen unsere Hände im Umgang mit unseren Mitmenschen? Dienen sie einer liebegetragenen Handlung, einer mutvollen Tat oder reduzieren wir sie zum Greif- und Schlagwerkzeug?

Die Schulung der Hand ist eine elementare Aufgabe beim Erlernen der Rhythmischen Einreibungen. Die Bewegungen sehen so einfach aus, aber fast jeder wird beim ersten Versuch, eine »schöne« Einreibung auszuführen, überrascht sein, wie grobklotzig, steif, kalt und unwillig sich die eigenen Hände sträuben. Daumen und Finger quetschen und die weiche, warme Mittelhand erreicht kaum das Gewebe.

Wodurch weicht diese Ungelenkigkeit einer differenzierten Elastizität?

»Übung macht den Meister«. In diesem Sinne seien hier einige Anregungen gegeben, sich in ein neues Verhältnis zu seinen eigenen Händen zu setzen.

» *Die Objekte leben, selbst die Steine. Mehr noch, sie vibrieren, sie erzittern. Meine Finger fühlten deutlich dieses Pulsieren, und wenn sie darauf nicht mit eigenem Pulsschlag antworteten, waren sie sogleich hilflos und verloren ihr Gefühl. Wenn sie jedoch den Dingen entgegengingen, mit ihnen pochten, dann erkannten sie sie. ... Meine Hände entdeckten allmählich durch unaufhörliches Bewegen, Prüfen und Sich-Lösen vom Gegenstand – von allen Bewegungen kommt diesem möglicherweise die größte Bedeutung zu –, daß die Dinge niemals starr in ihrer Form verharren. Auf diese Form trafen die Finger zwar zunächst, doch sie war nur der Kern, um den herum die Gegenstände nach allen Richtungen ihre Strahlen aussandten.«*

Jacques Lusseyran in »Das wiedergefundene Licht«

Erleben Sie die Welt mehr durch Ihre Hände. Auch das einzureibende Gewebe will »befragt« werden.

1) Spielen Sie in der Badewanne, im Schwimmbad, beim Geschirrspülen mit der Wasseroberfläche. Spüren Sie das Ansaugen in ihrer Mittelhand beim Abheben, erleben Sie den zunehmenden Druck beim Eintauchen. Wasser bildet eine Haut – ebenso sensibel wie die unsrige.

2) Streicheln Sie wieder öfters eine Katze, ein Schaf oder ein anderes dicht behaartes Tier. Bemerken Sie, wie sich die Spannung in Ihrer Hand löst? Sind Sie beim Einreiben zu verkrampft, hilft es vielleicht, für einen Moment die Augen zu schließen und sich vorzustellen, der andere hätte ein dickes Fell.

3) Auch das Spiel im feinen, weichen Sand fördert Lösung und Sensibilität der Hände.

4) Legen Sie ein Frotteehandtuch auf den glatten Tisch und streichen Sie darüber. Wann verschieben Sie das Tuch, wann verlieren Sie den Kontakt? Dazwischen liegt das Maß der Einreibe-Intensität. Ja, so leicht!

5) Reichen Sie doch immer wieder jemandem die Hand zum Gruß und achten Sie bewußt auf das, was Ihnen an Kraft und Wärme entgegenkommt. Begegnet Ihnen ein »Schraubstock« oder ein »Wölkchen«?

6) Lächeln Sie! Wer lächelt kann nicht bedrängend zupacken; auch die Hand wird so zur Schmeichlerin.

7) Eine Verdeutlichung des Wechsels von Anspannung und Lösung in der Hand bringt folgende Übung:
Konzentrieren Sie sich auf eine Hand. Schließen Sie sie zur Faust und öffnen Sie diese wieder.
Nach mehrmaliger Beobachtung dieses einfachen Vorgangs, versuchen Sie nun unter einer gleichbleibend starken Anspannung der Muskeln, die Faust zu öffnen. Eine verkrampfte Situation! Geben Sie jetzt bewußt diese »Hochspannung« auf und genießen Sie die Erlösung.
Dieser winzige Moment des inneren Entschlusses, aus der Verdichtung in die Lösung zu gehen, muß bis ins Kleinste bewußt begriffen und willentlich ergriffen werden.

8) Betrachten Sie harmonisch gestaltete Plastiken und Gemälde zum Thema »Hände«. Versuchen Sie die Handstellungen nachzubilden.

Solche Übungen, regelmäßig durchgeführt, werden dazu beitragen, Ihre Hände zu einem Medium helfender Begegnung werden zu lassen.

Hand ...
Zähle nicht
wiege nicht
teile nicht
sondern binde

Quäle nicht
siege nicht
such dich nicht mehr
sondern finde ...

Erich Fried in »Reich der Steine«

3.14 »Ich will sein wie das Wasser.«

Wie bewegtes Wasser gleiten und strömen die Hände über das Gewebe. Eine Patientin äußerte einmal nach der Einreibung: »Ich fühle mich jetzt wie umspült von Wasser.«

Die dem Wasser abzulauschenden Qualitäten, die wir bei den Rhythmischen Einreibungen nachbilden wollen, erscheinen uns in den Bildern eines hebräischen Märchens:

Das Märchen von Maim *(Maim = hebräisch »Wasser«)*

Zwischen Bergen und Tälern ruht das blaue Wasser Maim. Maim ist so blau wie der Himmel und glänzt im Sonnenlicht. Sie birgt in sich die ganze Welt und spiegelt sie wider. ...

Nichts hat ihre Geschmeidigkeit, niemand versteht es, so hingebungsvoll zu umarmen. Kein Stein ist so sanft wie sie, kein kantiger Fels zu vergleichen mit ihrem Gewand. Sie ist immer wie jemand, der seine Umwelt einlädt zu einem immerwährenden Tanz. ...

Und in der Nacht schaut der silbern glänzende Mond auf sie herab. Das erfüllt sie mit solch großer Freude, daß sie übersprudelt vor Glück und sie ihre Ufer nicht mehr halten kann. Denn, ihr müßt wissen, Maim empfindet eine sehr tiefe Liebe zum Mond. Eine ewige Liebe, die schon so alt ist, wie der ganze Kosmos. ...

Die alten, weisen Männer wissen eine Geschichte zu erzählen: Maim war einmal in himmlischer Einheit mit dem Mond verbunden. Sie war nur Vollkommenheit und Harmonie, rund in ihrem Wesen. ...

Eines Tages kamen Maim und der Mond auf die Erde gestiegen, um einen Spaziergang zu machen. ...

Maim, die es gewohnt war, ihre Zeit mit Tanzen zu verbringen, begann ihrer Lieblingsbeschäftigung nachzugehen. Doch zu ihrem Erstaunen kamen seltsame und nie gekannte Bewegungen aus ihr heraus. Je mehr sich Maim um ihren alten, runden Tanz bemühte, umso stärker verfiel sie in einen Lauf von Windungen und Schleifen. Als die Nacht heranbrach, wollte Maim ihren Tanz beenden und zu sich zurückfinden. ...

Doch die Kräfte der Erde waren stärker und ihre Arme sanken zurück in die Tiefe. Sie mußte sich den fesselnden Kräften der Erde ergeben.

Eingehüllt in Dunkelheit erforschte sie alle Winkel und Ecken der Erde, um einen Platz zu finden, an dem sie sich lösen könne. Hinter jeder Biegung glaubte sie, ihre runde Form zurückzuerlangen. Doch die Erde zwang sie, ewig weiterzufließen.

Unwegsame Gebiete, Felsspalten und enge Wege, dürre Gegenden mußte sie durchwandern. Hie und da fand sie große Weiten, die sie an ihren Ursprung erinnerten. Voller Freude strebte sie hin zu diesen Plätzen und ergoß sich in sie. Manchmal konnte sie dort ein wenig Ruhe finden in ihrem Strom, ...

Am Tage versuchte Maim, mit Hilfe der gewaltigen Sonnenkraft ihre Hände zum Himmel zu erheben. Mit der Kraft von Licht und Wärme erhob sie sich aus der Tiefe. Sie streckte ihre Finger nach dem Himmel aus, und Dunst erfüllte die Höhen. Doch in dem Moment, in dem sich der Dunst vom Sonnenlicht entfernte, fror er und fiel zurück zur Erde in großen, runden Tränen.

Jetzt traf sie auf Mächte, die sie aus ihrem Gleichgewicht brachten. Und sie mußte mit diesen Mächten kämpfen, Tag und Nacht. Die Luft war ihre schwerste Prüfung. Bei ihrer ersten Begegnung mit dem Wind streichelte er sie nur sanft, was ihr gefiel. Leise antwortete sie mit kleinen glänzenden Wellen, die am Ufer leise verklangen. Doch manchmal begann der Wind, sie zu verspotten und peitschte heftig gegen ihr Gesicht. Große Wellen überrollten die kleinen, sie tosten und hatten den Schaum von Wut auf ihren Köpfen. ...

Als Maim am folgenden Morgen erwachte und ihre blauen Augen öffnete vom Schlaf, blickte sie rings um sich und erstaunte. Wo ihre Blicke auch hinfielen, kein Fleckchen der Erde hatte mehr etwas von dem bedrohlichen Bild, das es bei ihrer Ankunft auf der Erde hatte. Sie sah ihr schillerndes Gewand und ein junges Grün in vielerlei Tönen. Die Erde war voll Leben. ...

Jetzt erkannte Maim zum ersten Mal ihr schaffendes Wirken und begriff, daß die Erde, von der sie sich immer gefangengehalten fühlte und von der sie sich mit aller Macht hatte lösen wollen, daß diese ihr himmlisches

Wesen braucht, um zu leben. In ihrem Herzen entschloß sie sich, der Erde ihre ganze Fülle zu schenken. Mit neuer Willenskraft strömte Maim über sie. Überall konnte sie sehen, wie sie dienen und beleben konnte. In all dieser grünen Fülle erkannte sie die Pflanzen als ihre Schwestern. Ihr eigener Tanz durchdrang selbst diese. Wie in den Flüssen und Bächen strömte sie in den Pflanzen. Von der gesättigten Erde strömte sie bis in die Spitzen der Blätter und unterstützte jeden Stengel, der seinen Rücken müde beugte. So half sie den Pflanzen, ihre Gesichter zur Sonne zu erheben. Wie in einem Zauber sah sie sich selbst aufsteigen zum Himmel, doch nicht als verzweifelter Versuch, den Mond zu erreichen, sondern um sich eine Weile als Wolke forttragen zu lassen, um dann zurückzukehren auf die Erde – nicht als Schmerzenstränen, sondern als belebende Regentropfen.

Und Maim sah, wie ihre fließende Bewegung doch anders war als das Starre und Kantige der Erde und hatte verstanden, wieviele Geheimnisse in ihr steckten, sodaß sie die Erde lehren konnte.

Die Bewegung der kleinen Wellen hatte sie den Fischen geschenkt. Sie hatte ihnen ihren eigenen Tanz gelehrt, sodaß sie die Meere füllten, wie sichtbar gewordene Wasserschleier. Auch ihren Kampf mit der Luft hatte sie mit Freuden verewigt. Das Geheimnis der Wirbel hatte sie den Schnecken und Muscheln gelehrt, damit sie ihr Haus sicher und fest bauen und jedem Seewetter trotzen konnten.

Es gab auch solche Wesen, die die Geheimnisse von Maim ganz tief in ihr Inneres genommen hatten und in sich selbst immer weiter verzweigte Flüsse formten, bis in die Spitzen ihres Körpers. Maim war zu Blut in Tier und Mensch geworden.

Sie, die im Himmel ohne Zeit und Raum gelebt hatte, lehrte nun allem, was atmete, das Geheimnis von Zeit und Rhythmus. ...

Wenn die alten Männer am Ufer sitzen, ihrer Geschichte lauschen und ihr zartes Glitzern sehen, dann haben sie das Geheimnis ihres eigenen Atmens gefunden, das Geheimnis ihres Herzschlags und das Wunder des Blutes, das in ihren Adern strömt.

nach einer Übersetzung von Orly Pinkas

Das Wasser ist das Blut der Erde. Wie Adergeflechte durchziehen die Flüsse und Bäche den Erdorganismus. Im Regenbogen öffnet uns das wässrig-luftige Farbenspiel das Tor zur himmlischen Lichtwelt. Pflanze, Tier und Mensch verdanken der Himmelssehnsucht des Wassers ihre »Unbeschwertheit«.

Wie schwerelos erscheint ein frisch sprießendes, saftig-grünes Frühlingsblatt im Vergleich zum trocken-fallenden Herbstblatt, wie spröde ein vertrocknetes Gehölz im Gegensatz zur biegsamen Weide am Bachufer.

Sich in diese Welt des lebentragenden Wassers einzuleben, kann ein Weg sein, neue Qualitäten in unsere Bewegungen und Berührungen einfließen zu lassen.

Ich will sein wie das Wasser,
das sich in den Flüssen bewegt,
durch den Urwald und die Felder fließt,
um überall Leben und Fruchtbarkeit zu bringen.

Ich will sein wie das Wasser,
das jeden Schmutz abwäscht
und jedem Menschen Hoffnung gibt,
der Heil und Auferstehung sucht.

...

Ich will sein, wie das Wasser,
das der Richtung folgt, die Gott ihm wies,
um in der Welt die Mission zu erfüllen,
den Menschen zu helfen, mehr Mensch zu sein.

Ich will sein wie das Wasser,
das mit der Flut steigt und sinkt
und uns immer wieder neu hilft,
die Hindernisse des Weges zu überwinden.

aus einem Gebet der Indianer am Amazonas

3.15 Die vier Elemente und die Schaffung der Rahmenbedingungen

Wir haben das Wasser als Leitbild für die Berührungsqualität der Rhythmischen Einreibungen dargestellt. Wie im Märchen von »Maim« deutlich geschildert wird, ist dieses flüssige Element in seiner Wirksamkeit auf die Einbettung im festen Element der Erde angewiesen. Es braucht ein spielerisches Verhältnis zur Luft, um bewegt erscheinen zu können. Zuviel Wind läßt es erschäumen, peitscht es auf. Die Wärme, die wir dem Feuer verdanken, verbindet sich innigst mit dem Wasser. Sie läßt es in Leichte aufsteigen zum Himmel, hebt es lichtgetragen durch jeden Pflanzensproß der Sonne entgegen.

Damit eine der wässrigen Qualität verwandte Berührungsqualität gelingen kann, muß uns auch eine vertraute Beziehung zu den anderen Elementen erwachsen. Ihre Qualitäten färben sicherlich jede Berührungsgeste. Vor allem aber erscheinen sie im »Drumherum«, in den verwendeten Materialien und der Atmosphäre, die für eine solche Behandlung geschaffen sein muß.

Das Feste benötigen wir, um den Patienten sicher und bequem zu lagern. Wieder ist das Maß entscheidend. Die Decke darf nicht zu schwer, die Knierolle nicht zu hart sein – ein wohliges Lager lädt ein.

Frische, angenehm warme Luft erfüllt den Raum. Während der Einreibung sollten die Decke und die Tücher vorsichtig bewegt werden, um jeden (er)kältenden Luftzug über die empfindsam frei liegenden Körperstellen zu vermeiden.

Duftende ätherische Öle steigern unter Umständen die heilsame Wirkung. Sie gehören schon in den Bereich der Wärme.

Wie die Vestalinnen in der römischen Antike, so muß jeder Einreibende das »Feuer« unter seinen Händen hüten. Die Wärme, die uns vom Patienten entgegenkommt, ist wie ein Keimling, den wir sachte zum Erblühen führen wollen. So ist selbstverständlich nur unmittelbar das Gebiet aufzudecken, in dem wir tätig werden wollen. Und es sollte auch gleich wieder unter der warmen Stoffhülle verborgen werden.

Daß kalte Hände statt einer »Sonnengabe« eher ein Schockerlebnis auslösen, braucht wohl kaum betont zu werden. Wer damit Probleme hat, versuche es mit wollenen Pulswärmern, einem vorbereitenden warmen Handbad (man kann zu Hause stattdessen natürlich auch gleich das Geschirr spülen) oder ein paar einübenden Einreibebewegungen über der Kleidung. Sobald die Hände sich rhythmisch gelöst bewegen dürfen, werden sie sich mit Wärme erfüllen und diese verschenken können.

Atem der Götter und Lebenskeim der Welt,
frei wandert er.
Ihm bringen wir unsere Verehrung, ihm,
dessen Stimme man hört,
doch dessen Gestalt niemand erblickt.

Rig-Veda X in »Die heiligen Wasser« von Martin Kämpchen

3.16 Die Beziehung zur Substanz

Mit dem Begriff »Einreibung« bezeichnet man im üblichen Sinn das Auftragen und »ins Gewebe hineinreiben« eines Öls, Gels, einer Salbe oder Creme. Unabhängig davon, daß die lebensvolle Berührung eines Menschen diesen schon ohne Verwendung einer »streichfähigen« Substanz aufblühen lassen kann, sollte der Umgang mit den Rhythmischen Einreibungen auch von einer Vertiefung unseres Pflege- und Heilmittelverständnisses begleitet sein.

Die Entscheidung für ein spezielles Medium, etwa der gezielte Einsatz von Metallsalben bei Organeinreibungen, muß in erster Linie in Absprache mit einem erfahrenen Arzt getroffen werden. Durch eine dauerhafte Beschäftigung mit Heilpflanzen, Ölqualitäten und Salbengrundlagen kann sich aber auch jeder engagierte Pflegende einen eigenen Sinn für die Wirkweise der Pflege- und Heilmittel erwerben.

Was unterscheidet das Öl aus den unterirdischen Erdnußfrüchten von dem sonnenerfüllter Oliven? Welche Wärmequalität können sie jeweils vermitteln? Sollte es im individuellen Fall eher eine kühlende, weil wasserreiche Wollfettgrundlage oder eine wärmehüllebildende Bienenwachskomposition sein? Warum ist es bedeutungsvoll, ob ein ätherisches Öl dem Blattbereich (zum Beispiel Rosmarin, Salbei, ...) oder der Blütenregion (zum Beispiel Kamille, Lavendel, ...) entstammt? Worin besteht überhaupt der Unterschied zwischen einem ätherischen und einem fetten Öl?

Beim Verfolgen solcher Fragen tun sich Welten auf. Hilfe bieten zahlreiche Heilpflanzenbücher und weiterführende Ausführungen auf anthroposophischer Grundlage. (Literatur im Anhang)

Das Wissen um all diese Hintergründe ist das eine. Das Wesentlichere, weil erlebbar Wirksame, ist aber die entstehende Begeisterung. Es entsteht tatsächlich eine innere Beziehung zu dieser und jener Substanz. Und aus diesem tiefen, verbindenden Interesse heraus rufen wir Kräfte herbei, die unserem Helferwillen zur Stärkung dienen. Es wird nicht dasselbe geschehen, wenn der eine oder die andere mit einem bestimmten Mittel eine Einreibung durchführt. Das liegt sicherlich begründet in einem unterschiedlichen »Wie« – eben der erübten Berührungsqualität, genauso aber in der errungenen Substanz-Erkenntnis und der daraus erwachsenden inneren Haltung.

4. Anhang

(1) Zur Geschichte

Die Rhythmischen Einreibungen sind eine noch recht junge Pflegekunst. Ihr Ursprung liegt in der Rhythmischen Massage, die aus der Zusammenarbeit von Frau Dr. Ita Wegman (1876-1943) mit Rudolf Steiner (1861-1925) entstand.

Die zunächst sehr individuell gestalteten Griffe wurden erst nach und nach aus dem Bereich der Nachahmung in eine gewisse Lehrbarkeit gebracht. Nachdem zwar schon 1925 die Massage Unterrichtsinhalt von Schwesternkursen in der Schweiz war, gibt es erst seit 1967 gezielt Kurse für Pflegende zu den Rhythmischen Einreibungen. Diese fanden zunächst vor allem in der Margarethe Hauschka-Schule in Boll bei Göppingen statt, bald auch in Herdecke und an anderen Orten.

Ein weiterer wichtiger Schritt in der Entwicklung dieser Behandlungsweise war die Eröffnung des Fortbildungsinstituts für Pflegeberufe des Verbandes für anthroposophisch orientierte Pflegeberufe e.V. in Bad Liebenzell - Unterlengenhardt. Innerhalb des Verbandes wird heute weiter an der Qualitätssicherung im Bereich der »Ausbilder für Rhythmische Einreibungen nach Wegman/Hauschka« gearbeitet.

Bei folgenden Kontaktadressen können Sie Informationen über Kursangebote erhalten:

Verband anthroposophisch
orientierter Pflegeberufe e.V
Johannes-Kepler-Straße 19,
75378 Bad Liebenzell - Unterlengenhardt

Margarethe Hauschka-Schule
Gruibinger Straße 29, 73087 Boll

Gesundheitspflege initiativ gGmbH
Paracelsusstraße 33, 73730 Esslingen
(Tagesseminare)

Die Rhythmischen Einreibungen werden bis heute vor allem innerhalb der anthroposophisch erweiterten Pflege in Kliniken, Altenheimen, heilpädagogischen Stätten und im ambulanten Pflegedienst praktiziert und vermittelt. Die Anfragen nach Kursen für den häuslichen Bereich (pflegende Angehörige, Mütter und Väter) nehmen zu. Eine Anleitung zu einfachen Griffen und die Bewußtmachung des Wesens der Berührung kann für den »privaten« Bereich nach all den vorangegangenen Ausführungen nur befürwortet werden. Selbstverständlich kann und muß für professionell Pflegende eine intensivere und erweiterte Schulung erfolgen. Dies bleibt den innerbetrieblichen Mitarbeiterfortbildungen, den Grundausbildungen der Kranken- und Altenpflege, der Heilpädagogik und dem Kursangebot der bereits genannten Schulen vorbehalten.

(2) Die Bewegung als Wesensausdruck

Die Betrachtung verschiedener Fortbewegungsarten im Tierreich und beim Menschen ergibt eindrückliche Bilder für das Wesen des Physischen, Ätherischen, Astralischen und spezifisch Menschlichen.

- Wie versteinert verharrt das Reptil, denken wir an einen Leguan in der Sonne. Wir erleben einen leblos wirkenden, starren Stillstand.

- In langsamer, äußerst gleichmäßiger Weise gleitet die Schnecke auf breiter Sohle über ein schleimiges Band. Ihr Geheimnis sind die flüssigen Wellenbewegungen, die wir beobachten, wenn wir sie einmal an einem Glas hochkriechen lassen.

- Das luftig sensible Hüpfen einer Gazelle erhebt uns beim Zuschauen zu innerer Leichtigkeit und Lebensfreude. Durch ihre langen grazilen Sprünge zeigt sie den Ausdruck von Schnelligkeit und Gewandtheit.

- Erst der Mensch vermag seinen Gang durch bewußte Schulung soweit auszubilden, daß sämtliche Bewegungselemente (Heben, Tragen, Senken und Stellen des Fußes) in solch einer räumlichen Ausgewogenheit und zeitlichen Harmonie erscheinen können, wie wir sie in der Eurythmie als einer Form höchst differenzierter Bewegungskunst verfolgen können. Sprechend ist die Entwicklung des Kindes vom liegenden, über das kugelnde, robbende, krabbelnde, das hüpfende, springende, hin zum schreitenden Wesen. Aus der Schwere der Erdanziehung in die aufrechte »Leichtigkeit des Seins« führt uns alle dieser Weg.

(3) Anwendungsmöglichkeiten

Im folgenden sei eine sicher unvollständige Reihe möglicher Ziele bei der Anwendung der Rhythmischen Einreibungen genannt.

- *Körperbewußtsein schaffen (bei Schlaganfall, Sensibilitätsstörungen, ...)*
- *Kräftigung und Belebung unterstützen (in der Rekonvaleszens, ...)*
- *Durchblutung anregen (zur Thromboseprophylaxe, ...)*
- *Schmerzen lindern (bei Kopf-, Wundschmerzen u.a.)*
- *in Bewegung bringen (leiblich-seelisch; bei bettlägerigen Patienten, Obstipation, Lymphstau, Depression, ...)*
- *Leichte gegen Schwere setzen (bei Ödemen, Depression, ...)*
- *Atmung vertiefen (bei Lungenentzündung und anderen Atemwegserkrankungen, seelischer Starrheit, ...)*

- *Ausatmung fördern (bei Asthma, allgemeiner Anspannung, ...)*
- *Enge lösen, Weite schaffen (bei Krämpfen, Nackenschmerzen, Ängsten, ...)*
- *Aufrechte stärken (bei Bettlägerigen, ...)*
- *Ordnung, Halt und Sicherheit vermitteln (bei Hysterie, ...)*
- *Ruhe, Ausgeglichenheit schenken (bei Nervosität, Getriebenheit, ...)*
- *Hülle bilden (bei nervöser Überreizung, Sterbenden, ...)*
- *Durchwärmung anregen (bei Krebserkrankungen, Rheuma, Erkältung, ...)*

Es wird hier bewußt keine Zuordnung zu einzelnen Teileinreibungen oder speziellen Kombinationen getroffen. Man kann zum Beispiel mit einer Fußeinreibung verschiedenste Wirkungen impulsieren. Ebenso wird beispielsweise die Absicht, »Hülle zu bilden«, in nahezu jeder Körperregion mit einer Einreibung erreicht werden können. Die richtige Auswahl der Formen, Lokalisation, Substanz und so weiter wird vielleicht anfangs nach »Schema F« vorgenommen, weicht aber mit zunehmender Erfahrung einer freieren, situationsgerechteren Zuordnung und Ausführung.

(4) Das Rhythmische erlauschen

Die Beziehung des Hörens zur Mitte unseres Organismus tritt auch bei der ärztlichen Kunst der klinischen Diagnostik in Erscheinung.

Der Kopfbereich wird mit den Augen untersucht (Inspektion), der Bauchraum mit den Händen ertastet, beklopft (Palpation). Herz und Lunge dagegen werden abgehört (Auskultation)!

Wer lernt, ein Lauschender zu werden – mit Kopf, Herz und Händen –, dem wird sich die Welt des Rhythmus offenbaren; erst leise, dann immer deutlicher ... .

Literatur-Empfehlungen

Hintergründe

Dr. Margarethe Hauschka: *Rhythmische Massage nach Dr. Ita Wegman*; Margarethe Hauschka-Schule, Boll

Rolf Heine, Frances Bay: *Pflege als Gestaltungsaufgabe – Anregungen aus der Anthroposophie für die Praxis*; Hippokrates Verlag

Rhythmus

Roswitha Heimann: *Der Rhythmus und seine Bedeutung für die Heilpädagogik*; Verlag Urachhaus

Wilhelm Hoerner: *Zeit und Rhythmus – Die Ordnungsgesetze der Erde und des Menschen;* Verlag Urachhaus

Ludwig Klages: *Vom Wesen des Rhythmus* (1944)

Roda Wieser: *Handschrift, Rhythmus, Persönlichkeit;* Bouvier Verlag

Formen

Hermann Bauer: *Über die lemniskatischen Planetenbewegungen – Elemente einer Himmelsorganik;* Verlag Freies Geistesleben

Hans Jenny: *Kymatik ** – Wellen und Schwingungen mit ihrer Struktur und Dynamik;* Basilius Presse AG, Basel

Theodor Schwenk: *Das sensible Chaos – strömendes Formenschaffen in Wasser und Luft;* Verlag Freies Geistesleben

Haltung

DBfK	*Kinästhetik*
Norbert Glas	*Zur Physiognomik von Gang und Haltung des Menschen;* J. Ch. Mellinger Verlag
Alice Schaarschuch	*Der atmende Mensch – Lösungs- und Atemtherapie in Ruhe und Bewegung;* Turm Verlag
Rudolf Steiner	*Eurythmie als sichtbarer Gesang* (GA 278, v.a. 7. Vortrag)
	Eurythmie als sichtbare Sprache (GA 279); beide: Rudolf Steiner Verlag

Substanzen

Hermann Glaser	*Alte und neue Hausmittel zur äußeren Anwendung;* Gesundheitspflege initiativ, Esslingen
Rudolf Hauschka	*Substanzlehre*
	Heilmittellehre; beide: Vittorio Klostermann Verlag
Mannfried Pahlow	*Das große Buch der Heilpflanzen;* Gräfe und Unzer
Werner Christian Simonis	*Heilpflanzen;* Novalis Verlag

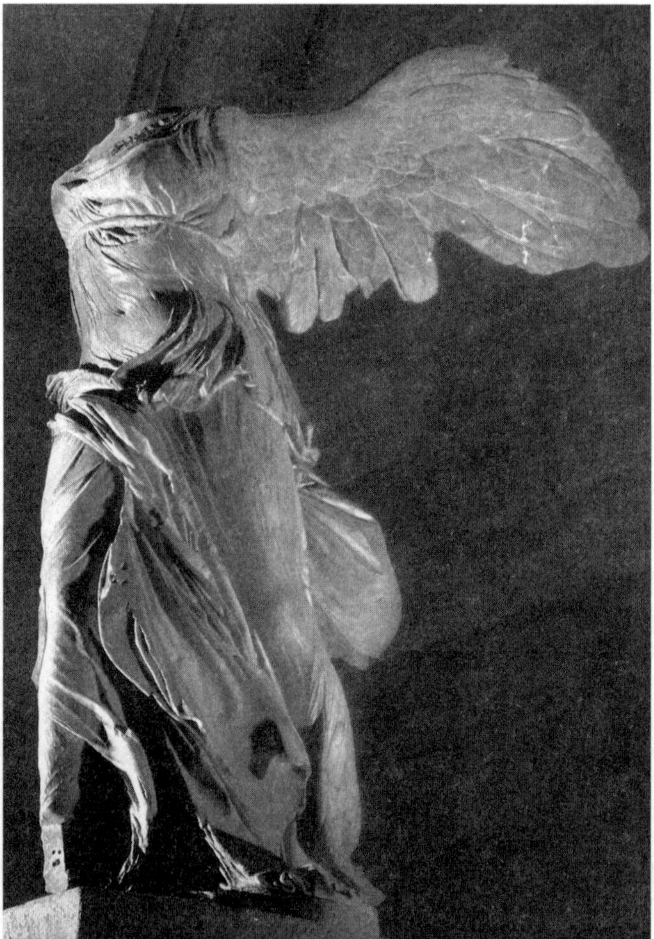

»Die geflügelte Siegesbotin Nike von Samothrake «
Griechisch, 3. Jh. v. Chr.

5. Nachklang

Umhüllt von Flügelwehen

Ich lag hier lang auf meinem Lager krank
und bin erfüllt von tiefstem Herzens-Dank.

In Ihrer Art, mir helfend beizustehen,
konnt' ich den Engel durch Sie wirken sehen.

Das Allzumenschliche, das uns oft kränkt,
es ward von Geisteswirken lichtgetränkt.

Und unser Überwindungs-Ringen,
es ward durchtönt von Engel-Singen.

Ihr leises Kommen und Ihr leises Gehen,
es war für mich umhüllt von Flügel-Wehen!

So fühlte ich auf meinem langen Leidens-Pfade
von Menschen-Liebe mich umgeben und von
Himmels-Gnade!

In diesem Gedicht schildert eine Patientin der Stuttgarter Filderklinik ihr Erlebnis der Rhythmischen Einreibungen.

Und hier noch eine „kleine Lese-Kostprobe" aus Band 17 der Schriftenreihe BIOGRAPHIE & BEWUSSTSEIN:

...Der Zusammenhang von Beruf und Biographie hat sich also in dem Sinne gelockert, dass der Beruf aufgrund seiner Auflösungstendenzen seine biographiestützende, biographiekonstituierende Kraft verloren hat. Auch damit ist wieder für den einzelnen ein Verlust an Sicherheit und Führung verbunden, aber zugleich auch die grosse Chance, das Abhängigkeitsverhältnis umzudrehen und nun seinerseits aus den Erfordernissen und Gesetzmässigkeiten seiner Biographie heraus die Bruchstücke der Berufswelt nach den Erfordernissen eben dieser Biographie zusammenzusetzen. Darin kann das Ich tendenziell Herr der Berufsbiographie werden und zu einer selbstgewählten, selbstgeschaffenen Berufsbiographie durchstossen. Es hat die Möglichkeit, sein (berufliches) Leben selbst in die Hand zu nehmen und in diesem Sinne „Herr seines Schicksals" zu werden.

Dazu ist es allerdings nötig, dass der Mensch aufhört, mit den vergangenen Sicherheiten und Gewissheiten des Berufs weiter zu rechnen: Einen beruflichen Abschluss zu haben, heisst für den weiteren Weg nicht viel, denn „von alleine" geht nichts weiter... .

Mehr dazu lesen Sie in: Michael Brater: Beruf und Biographie, GESUNDHEITSPFLEGE initiativ, Esslingen, 1998, ISBN 3-932 161-17-3